Micheline RUCH

Liberté - Tabac

Le contact avec la nature et avec la beauté aide à vivre
de plus en plus dans la conscience de la liberté.

« J'aime respirer le parfum d'une rose.
J'aime respirer librement.
J'aime la liberté du vent.
J'aime la beauté de la fleur.
J'aime la force de vie de l'oisillon. »

Liberté et tabac

Comme tout travail de changement personnel, il est nécessaire de faire réellement à fond celui de libération du tabac, comme pour tout autre. La personne qui est dépendante au tabac, pourra rarement s'en affranchir si elle ne s'en donne pas réellement les moyens. Dans ce qui suit, il vous faudra de la persévérance et de la foi. Je ne vous promets pas de miracle d'un coup de baguette magique. Mais je sais que cela fonctionne l'ayant vécu et expérimenté moi-même.
Ce n'est pas un concours de vitesse, ce n'est pas une compétition. C'est un travail de libération. Vous allez ouvrir une porte vers plus de bonheur et une meilleure compréhension de vous-même et de votre vie.

Mon histoire avec le tabac

J'ai fumé ma première cigarette aux environs de mes dix sept ans. Cette expérience m'a plu et je fumais avec plaisir si on m'offrait une cigarette mais ne ressentais pas le besoin d'en acheter. Je me rendais compte que je pouvais être vite à croc et je me dis que je serais prudente. Je fumais peu. Je pouvais rester plusieurs semaines sans cigarette. Cela resta ainsi quelques années. Le stress de la vie aidant, je me mis à fumer de plus en plus. L'envie de fumer la pipe m'est venue. Je m'achetais le nécessaire et cela me plu beaucoup. Un jour je goûtais un cigarillo, et je fus toute aussi séduite. A cette époque la cigarette ne m'intéressait plus, elle était trop fade à mon goût. Je fumais le cigarillo et la pipe à longueur de journée.

Je désirais arrêter. J'avais essayé plusieurs fois de diminuer mais en vain. Je me culpabilisais vis-à-vis de mon entourage. Je connaissais les dégâts que peut provoquer le tabac. Les médias me les rappelaient régulièrement.

Un jour je consultais un pneumologue qui me dit que je n'avais aucun dommage sur mes bronches dû au tabac et continua en déclarant que je pouvais continuer à fumer un peu la pipe mais d'arrêter les cigarillos. Cela je n'y arrivais pas. J'avais trop le besoin de fumer.

Je décidais de mettre en pratique ce que je savais pour

arrêter de fumer et de le faire sérieusement. Je disais mes phrases de confiance en l'action de mon Être Intérieur pour l'obtention du succès, chaque jour, avec foi. Je remis ce problème durant plusieurs semaines. Rien ne se passait. Je ne luttais pas contre le tabac. Je fumais selon mon envie et besoin. Je savais, que quelque chose était en train de se mettre en place. Malgré les jours qui passaient, je persévérais.

Un jour, le déclic concret s'est produit, j'étais assise dans la voiture, à côté de mon mari, nous roulions en direction de la maison, après avoir fait quelques courses. Alors que je ne pensais pas au tabac, l'idée me vint avec clarté. Je dis à mon mari : « Je vais arrêter de fumer. En arrivant à la maison, veux-tu m'aider à jeter tout ce qui me sert à fumer ? » Il répondit simplement « Oui, je vais t'aider », sans autre commentaire. En arrivant à la maison, je pris un sachet et je commençais, avec son aide, à y mettre les cigarillos, toutes les pipes (j'en avais une collection que j'aimais), j'en gardais simplement deux qui n'étaient que décoratives, le tabac et le cure pipe. Le sachet fut fermé et mis dans la poubelle. Je me sentais heureuse et sûre de moi.

Les semaines qui suivirent furent remplies du désir de fumer. Néanmoins même si ce désir était là, je ne cédais pas et il ne me stressait pas. Lorsque j'étais près d'une personne qui fumait, je respirai la fumée avec satisfaction.

Cela s'est passé il y a plusieurs années et je n'ai pas refumé. Parfois l'idée du plaisir que je ressentais en aspirant un cigarillo me revient. Je ne m'y attarde pas, et la pensée s'en repart.

Important

Ce qui est important pour arrêter de fumer c'est de croire dans le succès. Souvent la personne essaie d'arrêter mais doute du résultat final. Croire que cela va réussir est très important. Si vous essayez en doutant de votre réussite, vous allez à l'échec.

Le sentiment, tout comme la pensée, est une énergie agissante. Si on essaie de réussir quelque chose en désirant le faire par la volonté, on lutte contre une partie de soi. On s'épuise alors. Car le sentiment profond est la puissance du tabac, du besoin de fumer.

La méthode que j'ai appliquée, n'entraîne pas de lutte. La personne détourne simplement son attention du besoin de tabac pour la porter à la joie d'en être libérée. En effet celui qui est sous la dépendance du tabac, vit dans le sentiment de la puissance de cette dépendance. Une dépendance au tabac, qu'elle soit psychologique ou physique n'a de pouvoir qu'au niveau de la matière. Tant que votre pensée reste au même niveau, vous restez sous son emprise. C'est ce qui se passe lorsque vous utilisez simplement la volonté du mental.

Pour les personnes désireuses d'arrêter de fumer

Les suggestions de forme progressive, dites durant la journée vont imprégner votre forme de penser et tout particulièrement en les répétant également avant de vous endormir, car elles vont agir pendant le sommeil. En effet, le subconscient est très réceptif à tout ce qui précède l'endormissement. Il est important que vous vous sentiez bien avec les mots prononcés, si ce n'est pas le cas avec la formulation de cette suggestion (ou prière selon la formulation et votre croyance), je vous conseille de la modifier tout en vous laissant guider intérieurement, jusqu'à ce que, le fait de la dire, provoque en vous un sentiment de bien-être.
Ce travail se suffit à lui-même mais il peut aussi être accompagné d'une aide thérapeutique (patch, acuponcture, etc.). Il n'y a pas de contre-indication. Dans ce cas, je conseille de commencer ces suggestions une semaine avant le début de celle-ci.

Programmation pour se libérer du tabac

L'affirmation de votre choix est à répéter trois fois le matin en vous réveillant, trois fois en demi-journée et principalement trois fois avant de vous endormir. Ce que vous pensez durant l'heure précédent votre endormissement va influencer votre subconscient. C'est donc un moment tout à fait propice pour faire des suggestions. De même, au réveil, qui est une période courte durant laquelle le mental n'a pas encore retrouvé toute son activité. En effet, le meilleur moment pour opérer un changement de la programmation intérieure, c'est lorsque le mental (le conscient) est au repos, c'est-à-dire au moment où vous êtes en train de vous endormir et aussi juste au moment du réveil. Il est bon aussi de savoir ramener son attention sur le but en le sentant réellement en train de se concrétiser en reportant son attention sur la suggestion. Si vous les répétez ainsi à heure fixe, cela deviendra une habitude et votre subconscient y sera sensible.

Pour influencer le subconscient vous pouvez utiliser la suggestion et (ou) l'imprégnation visuelle en vous créant des petites fiches avec des phrases de suggestions que vous placez dans des endroits où vous êtes sûr de les voir souvent. La méditation et la visualisation, si vous les pratiquez, sont des aides également.

Bien suggérer

Il est important que vous vous fassiez des suggestions qui vous correspondent.

Par exemple le mot Dieu pour certains sera rédhibitoire de par tout ce que ce mot évoque de ce qu'ils savent ou ignorent de l'enseignement religieux. D'autres, au contraire, aimeront le mot Dieu et le simple de fait de le prononcer, leur procure un sentiment de sécurité.

Par conséquent utilisez les mots qui vous conviennent le mieux, que se soit : Père - Dieu - Cosmos - Univers - Intelligence Infinie - etc. ou, si cela convient mieux à vos croyances ou non croyances, simplement, subconscient ou inconscient.

Utilisez toujours des phrases positives :
- Dites : « Je me libère de l'envie de fumer »
- Ne dites pas : « Je ne veux plus avoir envie de fumer »

Ce qui est créateur et apporte le changement désiré, c'est le sentiment qui est le vôtre en disant vos suggestions. Lorsque vous dites « Je me libère de l'envie de fumer », votre sentiment dominant est celui de la libération. Lorsque vous dites « Je ne veux plus avoir envie de fumer », votre ressenti est la soumission à la dépendance du tabac.

Les suggestions sont à dire avant de vous endormir plusieurs fois et ensuite vous endormir en pensant au bonheur d'être libéré, de respirer librement, d'avoir des dents blanches, une haleine fraîche, de découvrir une nouvelle vie de liberté. Ressentez le bonheur qui est le votre d'être libre. Le matin en vous réveillant pensez-y avec bonheur.

Vous pouvez aider à l'imprégnation de votre subconscient par l'imagerie. Placez sur votre table de nuit ou bien au mur, l'important est de l'avoir près de votre lit, les suggestions écrites. Si vous êtes un peu artiste vous pouvez en faire un joli tableau. Ainsi vous pourrez les lire le soir avant de vous endormir et le matin en vous réveillant. Mettez-les aussi dans votre salle bain.

Si vous avez le matériel nécessaire, vous pouvez enregistrer ces suggestions et vous les passer pendant votre endormissement.

Propositions de suggestions

« Je me pardonne d'avoir été dépendant du tabac. Je me pardonne et je me libère. »

« Mon corps est mon véhicule pour mon incarnation. Il est précieux et je l'aime. Je l'accepte de plus en plus comme un magnifique cadeau de la vie. Cette compréhension s'imprègne dans mon subconscient qui l'accepte car elle est conforme à la vérité de la Vie »

« Ma compréhension de la liberté augmente chaque jour et agit en ma conscience et subconscience. Par conséquence, je sais que le tabac est neutre et je le regarde de plus en plus comme tel. »

« Je remets mon désir de me libérer du besoin de fumer à Dieu (mon Être Intérieur, l'Univers, au Père,…) Je le lui remets dans la confiance et je sais que je deviens de plus en plus libre. »

« Le besoin de nicotine diminue chaque jour, j'éprouve de moins en moins le besoin de la nicotine ».

« Je me libère de l'habitude du geste de fumer ».

« J'accepte de me libérer du besoin de fumer. J'accepte ma liberté. J'aime être libre et vivre libre. »

« Chaque jour je suis de plus en plus libre vis-à-vis du tabac. Je me sens bien et heureux. Une nouvelle vie commence pour moi. »

Prières de libération

« Chaque nuit, dans mon sommeil, je me libère de plus en plus du désir de fumer. »

***

« Dans mon sommeil je vais apprendre à être libéré du désir de fumer. A mon réveil je me sentirai de plus en plus libre et équilibré »

***

« Avec l'aide de l'Intelligence Infinie de la Vie je suis libéré de plus en plus de l'envie de fumer. J'ouvre ma conscience à la liberté Divine. »

Ces prières sont extraites de mon livre « Bon Jour – Prières Sereines »

L'acceptation

L'acceptation est importante.
Accepter le fait que cette dépendance du tabac qui ait
été la vôtre jusqu'à ce jour, n'est pas une faute ni un
péché. C'est un exercice, une forme de leçon qui va
vous permettre d'apprendre une nouvelle facette de la
liberté. Par conséquent il est utile de vous pardonner si
vous vous êtes culpabilisé ainsi que l'acceptation
d'avoir ressenti cette dépendance jusqu'à l'instant
présent. Ne pas entamer une lutte. La lutte vous
amènerait à un épuisement psychologique et physique.
En acceptant ce besoin de fumer, en ne luttant plus,
vous allez bien plus facilement en détourner le regard
et laisser le travail de libération s'accomplir. La pensée
crée. Plus vous pensez être dépendant, plus vous l'êtes,
plus vous vous réjouissez de la libération vis-à-vis du
tabac, plus elle devient vôtre. En détourner votre
regard, c'est tourner votre attention vers ce que vous
aimez :
- Vous aimez être dans un corps sain.
- Vous aimez respirez librement.
- Vous aimez avoir les dents blanches, une bonne
  haleine.
- etc.

Faites la liste de ce que vous aimez et qui correspond au fait de ne plus fumer. Lorsque vous avez fait cette liste pensez-y avec bonheur, comme si cela était déjà, pour chaque fait, chaque état qui est dans cette liste. Surtout ne lisez pas cette énumération en vous lamentant que cela n'est pas, si vous vous rendez compte que votre ressenti profond est l'inverse de ce qui est lu, arrêtez tout de suite. N'oublions pas que les émotions sont créatrices.

Pensez au bonheur que vous auriez si cela était et ressentez-le comme si cela faisait déjà partie de votre vie, de vos sentiments.

Nous sommes bien plus que le mental

Le mental n'est que le sommet de l'iceberg. Vous avez en votre être des ressources bien plus grandes que ce que vous pouvez imaginer.

Il y a le mental (le conscient) le subconscient, l'âme (super conscient) et l'Univers (Dieu, le Père)

Le subconscient est illimité mais ne raisonne pas. Il a différentes fonctions dont celle d'exécuter la programmation formée par le vécu de la personne entre autres. Chez le fumeur dépendant, la programmation du subconscient est justement celle de la dépendance. Plus une personne désire s'en libérer (tout en restant dans un sentiment de la puissance du besoin), plus la programmation du subconscient s'accentue. Vous allez donc, ne pas lutter contre le plaisir de fumer, afin de ne pas le renforcer. Tout au contraire, tranquillement, changer la programmation.

Lorsque vous ressentez le besoin de plus de paix, plus de liberté, plus d'amour, c'est un appel de votre âme qui vous pousse vers le bonheur. Lorsque vous répondez à cet appel, vous bénéficiez de l'aide de l'Energie de Vie, car par votre acceptation, cette aide, disponible dans l'invisible, devient opérante dans votre vie quotidienne. C'est une harmonisation avec la Vie qui s'opère.

Ce que vous êtes en train de faire, donnez-lui de l'importance. Pensez-y comme à une réussite importante que vous êtes en train de réaliser. Réjouissez-vous. Ne vous accordez pas le luxe nuisible de vous laisser aller au stress ou au doute. Que ce travail soit vécu dans la joie et l'enthousiasme.

Garder le secret

Garder le secret concernant ce que vous êtes en train de réaliser est important. Que va-t-il se passer si vous en parlez ? Quelles seront les réactions des personnes à qui vous ferez part de votre travail ? Certaines vous diront qu'elles-mêmes ou d'autres ont essayé et n'ont pas réussi. Et alors ! D'autres ont réussi. Et pour celles qui n'ont pas réussi, vous ignorez quelles étaient leurs pensées et convictions. Chaque être est différent, chaque vie est différente. De plus on parle bien plus des échecs que des réussites. Je connais plus d'une personne qui a réussi à se libérer. Ce sont vers ces personnes et leurs succès qu'il faut tourner votre attention. D'autres personnes seront jalouses et souhaiteront consciemment ou inconsciemment votre échec. Il y aura les personnes bien intentionnées qui souhaiteront que vous arriviez à la libération mais dont le sentiment profond sera la non réussite de votre entreprise. Dans tous les cas, il est dirigé vers vous un flot de pensées contraires et qui vous feront opposition. Nous sommes environnés en permanence par les pensées de l'entendement collectif. Nous attirons celles qui sont d'une vibration analogue à la nôtre. En parlant de votre travail vous allez vous retrouver dans un nuage de pensées contraires à ce que vous souhaitez et qui profitera de la moindre faiblesse de votre part pour s'insinuer en vous. Donc silence !

Votre santé et le tabac

Généralement les personnes désirent arrêter de fumer car elles ont lu et entendu que le tabac allait nuire à leur corps. En fait la dépendance au tabac est une aliénation de votre liberté. De même de savoir, de croire avec certitude qu'une condition matérielle va nuire à votre santé est aussi une aliénation de votre liberté. Ce qui nuit à votre santé, ce sont les pensées et foi erronées que vous entretenez tout au long des jours. C'est votre univers intérieur formé par vos pensées et émotions conscientes ou inconscientes, qui agissent sur les conditions matérielles de votre vie.

La matière n'a que le pouvoir que vous lui conférez. Si vous craignez une chose, vous attirez à vous cette chose. Vous êtes un aimant qui attire à lui ce qui lui ressemble, c'est à dire, qui vibre sur la même longueur d'onde. Chaque pensée, chaque sentiment vibre à un niveau qui lui est propre. Votre état de conscience est au niveau vibratoire qui correspond à l'ensemble de vos convictions, sentiments, pensées. Imaginez que votre vie est semblable à une marche. Le chemin sur lequel vous avancez vous correspond vibratoirement. Vous y rencontrez ce qui correspond à vous-même. Si ce que vous trouvez sur ce chemin ne vous plait pas, il n'y a pas à lutter contre lui, mais à changer de chemin. Pour cela, il vous faut changer d'état de conscience. Pour changer son état de conscience, il vous faut volontairement détourner votre attention de ce que vous ne voulez pas, et la tourner vers ce que vous voulez. Par conséquent, pour ce qui concerne votre santé et le tabac, fuyez les articles dans les journaux, les émissions à la télévision ou à la radio, qui vont vous parler des dégâts du tabac sur le corps. Je sais que c'est une technique employée par certains afin de persuader une personne de cesser de fumer. Certes, cela fonctionne parfois, mais l'empreinte laissée dans le subconscient de cette personne, de la puissance négative de la matière, risque fortement d'attirer une autre maladie.

Recherchez tout ce qui vous suggère une idée de santé. Tout ce qui vous fait ressentir le bonheur d'être bien dans votre corps

Ne luttez pas contre le tabac, la dépendance ou la maladie. Militez pour la santé et la liberté

La loi d'attraction et le tabac

La loi d'attraction agit à chaque instant. Pour arriver à arrêter de fumer, il est donc important de ne plus avoir des pensées du style : « Je ne veux plus fumer ». Lorsque vous pensez « je ne veux plus fumer » votre sentiment est celui de la puissance de la dépendance du tabac et des conséquences du fait de fumer. Ces sentiments sont forts et la Matrice Créatrice enregistre ces sentiments comme une demande. Elle ne juge pas, elle crée selon les sentiments qui lui sont envoyés. Elle reçoit ces sentiments face au tabac et crée des situations qui vont vous amener à continuer à fumer.

C'est pour cela qu'il est nécessaire d'accepter, de ne pas lutter, et de détourner son attention de ce que l'on n'aime pas et ne désire pas. Plus vous désirez arrêter, êtes dans ce désir avec crispation, plus vous attirez l'inverse. Par conséquent dites « J'accepte d'être libre face au tabac », « J'accepte de me libérer ». Pensez à votre bonheur de vous sentir libre. Imaginez votre satisfaction et votre fierté d'avoir réussi. Prenez le temps de rêver avec intensité à vos proches qui vous félicitent. Tout au long de la journée, ne vous attardez pas à donner votre attention aux pensées négatives. Détournez-en votre esprit et reportez-le sur ce qui vous fait plaisir, sur ce qui vous plait. Même lorsque vous fumez, faites-le sans culpabilité ni refus. Regardez cela comme un fait anodin. Plus vous donnez de l'importance au fait que vous fumez, plus vous nourrissez ce fait.

Toujours, aimez et recherchez ce qui vous apporte de la paix, du bien-être, du bonheur.

Vous êtes un aimant

Nombreux spiritualistes ou partisans de la loi d'attraction, l'ont dit « chacun de nous est un aimant » et cela est vrai. C'est important, très important de comprendre que nous attirons tout ce à quoi nous portons notre attention. Que se soit en positif ou négatif.

- A chaque fois que vous pensez à la dépendance, que vous désirez arrêter de fumer en ressentant le sentiment de la dépendance, vous la nourrissez.
- A chaque fois que vous pensez qu'en fumant, vous faites du mal à votre corps, cela le devient.
- A chaque fois que vous vous culpabilisez de fumez, vous renforcez ce besoin de fumer.
- Pensez à ce que vous désirez attirer.
- Pensez à votre grande satisfaction d'avoir réussi à arrêter, ressentez-le comme si c'était déjà.
- Pensez à vos proches et amis qui vous félicitent.
- Pensez au sentiment de la liberté retrouvée.
- Pensez au bien-être de respirer librement, de ne plus tousser, de retrouver le goût des aliments que le tabac a détérioré.
- Pensez avec amour à tout ce que vous avez désiré et que vous recevez.
- Pensez que vous attirez à vous ce qui correspond à votre désir. Vous avez l'impression que l'Univers entier se met en œuvre pour vous donner satisfaction. Votre corps et vos sentiments vous répondent aussi. C'est l'accomplissement de votre bien dans votre vie.

La Nature est votre alliée

Entourez-vous d'images de la nature que vous aimez :
montagne, campagne, mer, plage, forêt, jardin, parc,
fleur, etc. A chacun sa sensibilité et son contact
personnel avec Dame Nature. Mettez-la dans votre vie
par des images. Prenez le temps de regardez ces
représentations. En imagination, rentrez dedans et
promenez-vous dans ces images de forêts, campagnes
ou autres. A chaque fois que cela vous est possible
faites concrètement des promenades soit à pieds, soit à
vélo, mais favorisez le contact avec ce qui est la vie de
la Terre. Les énergies avec lesquelles vous êtes alors
en contact vous fortifient et vous aident tant
psychologiquement que physiquement. Même si vous
vivez dans une grande ville, que vous n'avez ni jardin,
ni possibilité d'aller à la campagne, vous pouvez aller
dans un parc. Vous pouvez aussi avoir ce contact par
des plantes vertes ou fleuries que vous cultivez dans
votre appartement.

Vous avez arrêté de fumer

Si vous avez arrêté de fumer et que vous désirez que
cela soit définitif, voici un petit truc important :
Lorsque vous allez parler aux autres du fait que vous
vous êtes libéré de l'emprise du tabac, prenez soin de

la façon dont vous allez le dire. Si vous dites : « Je ne fume plus » Votre subconscient enregistre « je fume ». En effet il n'enregistre pas les négations. Un jour ou l'autre, vous recommencerez à fumer car votre subconscient est dans la programmation « je fume ». Utilisez des affirmations pour vous exprimer. Dites : « J'ai arrêté de fumer », « J'ai cessé de fumer ».

Pour le non fumeur, aider le fumeur

Si vous avez une personne proche et que vous désirerez la voir arrêter, vous pouvez utiliser la méthode expliquée dans ce fascicule. Bien entendu en adaptant les suggestions et les pensées. Lorsque vous désirez aider une personne, il est important de respecter son libre arbitre. Ne pas penser que vous savez ce qui est bon pour l'autre. Vous ignorez quel est son chemin de vie et ce que cette âme a choisi d'expérimenter durant cette incarnation. Ne luttez pas contre le fait que cette personne fume mais aimez la perfection en elle. Cette perfection est la réalité de son Âme, elle est à l'état latent en elle-même. En regardant, en fixant votre attention avec amour, sur cette perfection, vous allez aider à ce que cette perfection s'exprime dans la conscience de la personne que vous désirez aider.

Prenez soin aussi de militer pour la liberté, pour l'air

pur, et non pas de lutter contre le tabac et les fumeurs. Jamais de lutte, toujours amour et harmonisation

Responsabilité, société et les autres

Il y a un piège important à éviter : imputer la cause de la dépendance sur la société, les amis, les ennuis, la vie en général. La cause est toujours en soi pour tout ce qui compose la vie. Reporter la faute à l'extérieur de soi, ne fait que retarder la guérison. Il est important de savoir garder un regard de neutralité face à la société. Bien sur, ce sont les ennuis, la nervosité qui au départ a pu vous amener là où vous êtes face au tabac. C'est peut-être aussi parce que vous vous êtes laissé entraîné par les amis ou même que vos parents fumaient et que durant votre enfance vous avez inhalé la fumée. Mais, quelle que soit la cause apparente, la véritable cause est en vous. Reprenez la responsabilité de votre vie en étudiant la loi de cause à effet (loi d'attraction). Apprenez à vous détendre, à lâcher-prise, afin d'être plus fort devant les difficultés. Regardez celles-ci, non pas comme des ennemies, mais comme des exercices qui vont vous aider à progresser.

En résumé

Voici le résumé de ce que vous avez à faire pour suivre la méthode :
- Répétez des suggestions positives, surtout le soir avant de vous endormir et le matin en vous réveillant
- -Militez pour la liberté face au tabac, évitez la lutte contre le tabac.
- Pensez à la santé parfaite, évitez tout ce qui se rapporte à la maladie
- Vous pardonner. Si vous avez vécu cela, c'est que ça avait sa raison d'être.
- Savoir que cette expérience de dépendance, se transforme en force, connaissance de vous-même et foi en vos possibilités.
- Aimez de plus en plus votre corps.
- Aimez votre vie.
- Favorisez les contacts avec la nature, avec tout ce que vous trouvez beau.
- Restez dans une attitude de neutralité face aux comportements des autres fumeurs ou non fumeurs et face à la société.
- Lorsque vous vous êtes arrêté de fumer, parlez-en avec des phrases positives qui expriment la libération.

Questions – Réponses

Question :

« Je me suis dit que cet ami a craqué au bout d'un an alors que je n'avais guère de chance de finir ma vie sans tabac. »

Réponse :

Chaque vie est différente. Il y a ce monsieur qui n'a pas réussi et il y en a d'autres qui ont réussi. Vous êtes l'acteur de votre vie. L'important n'est pas d'être tombé, mais de savoir se relever et continuer.

Question :

« Ce que je vis avec la cigarette, est que j'en fume une comme ça pour me détendre. Ce que je désire, c'est savoir me détendre sans fumer. Comment faire ? »

Réponse :

Savoir faire confiance au Divin, sans impatience ou idée préconçue de ce que doit être le déroulement de la situation. Ne pas entrer en lutte, mais s'harmoniser encore et encore. Tôt ou tard, il se passe quelque chose. Les graines semées ont germé et le temps de la récolte est arrivé. Acceptez ce fait que vous ressentez l'envie de fumer pour vous détendre, remettez-le à votre Être Intérieur, c'est-à-dire au Divin en vous. Faites-le souvent, avec confiance en Son action, aussi souvent que cela vous est utile. Un jour, vous vous rendrez compte que vous avez cessé de ressentir cette envie de fumer et que vous pouvez vous détendre sans cigarette.

Question :
« Est-ce par votre volonté que vous êtes arrivée à arrêter de fumer ? »
Réponse :
Dans ce qui m'est arrivé, la volonté ne m'a pas apporté la solution mais c'est lorsque j'ai réellement fait le travail de remettre mes rapports avec le tabac à mon Être Intérieur (le Divin) que j'ai pu me libérer. La volonté entraine souvent une lutte avec soi-même, comme dans ce cas, cette lutte intérieure est vouée à l'échec. Par contre la confiance et la volonté mise au service de celle-ci, peut apporter de beaux résultats. Il n'y a pas de lutte mais une transformation d'un conditionnement du besoin de tabac pour un autre qui est celui de la liberté par rapport à celui-ci.

Question :
« Je voudrais être délivrée de cet esclavage, mais je crains de devenir irascible avec mes proches pendant la période de sevrage (j'ai déjà essayé et c'est ce qui se passait en moi, même si j'arrivais à maitriser mon extérieur) et je crains de prendre des kilos même sans compenser par la nourriture..
Alors...sais pas quoi faire....au secouououououours....... »
Réponse :

L'avantage avec la méthode que j'ai employée, c'est que je n'ai pas été irascible avec les proches. Le changement d'humeur provient de la lutte qui se déroule dans la personne, avec le désir de tabac. C'est un conflit intérieur avec soi-même et il est logique qu'il y ait des conséquences, en étant en lutte avec elle-même, la personne est toujours perdante. Ce que je propose est tout au contraire une harmonisation de l'état de conscience qui se fait par la répétition des conditionnements dans la confiance en la Puissance de la Vie ainsi qu'une transformation de l'univers intérieur.

Question :
« Moi aussi je veux essayer ta méthode et cela sérieusement car je commence à en devenir esclave. Quel regard porter sur le tabac ? Certes il est un élément de la nature que j'aime mais je ressens du dégoût pour lui car il met les gens en esclavage. »
Réponse :
Il y a un changement de jugement à faire vis-à-vis du tabac. Il n'est coupable de rien, à l'état naturel il possède même des vertus médicinales. C'est l'état de conscience de l'humain et l'usage qu'il en fait, qui est en cause. Le tabac nous permet de travailler sur la conscience de la liberté. Il est neutre. C'est notre conception mentale de notre liberté qui va en faire un support de connaissance.

Question :

« J'aimerais cesser de fumer et serais heureux de trouver la bonne solution pour y arriver mais je doute d'y arriver car j'ai déjà essayé et même si j'arrivais à moins fumer et même à arrêter, j'ai toujours repris. Puis-je encore y croire ? »

Réponse :

« Vous pouvez y arriver et il est important que vous vous en convainquiez. J'ai moi-même été très dépendante du tabac, même les cigarettes étaient devenues trop fades pour moi et j'étais aux cigarillos et à la pipe. Longtemps j'ai désiré arrêter et fais plusieurs tentatives inutiles. Puis j'ai commencé le travail spirituel en comprenant qu'il me fallait arrêter de lutter. C'était le premier pas, les autres ont suivis. J'ai persévéré sereinement pendant environs trois mois sans que rien ne se passe concrètement. Et un jour, d'un coup ma décision est apparue en moi comme évidente et depuis je n'ai plus fumé.

Question :

« J'ai fumé à l'âge de 14ans, pour faire comme mes frères, et par manque d'attention que je ressentais. J'étais transparente pour ma famille, si je fumais, on allait me regarder, peut-être pas du bon œil mais au moins j'attirais l'attention du moins je l'espérais. Depuis des mois, je veux m'arrêter, pour grossir un peu, je manque de poids, pour retrouver les odeurs, pour être libre de moi-même, et non pas dépendre du tabac, de plus j'aime la nature et marcher, j'ai besoin de mon souffle. Je cherche donc la suggestion utile, celle qui m'arrêtera la cigarette!! et j'y crois!! J'aime la propreté, ma maison n'a pas besoin de cette odeur. »

Réponse :
Il y a la possibilité de se répéter un petit texte positif avant de s'endormir. Cela est très efficace. Cependant il est important de ne pas, durant la journée, surveiller avec stress les progrès. Plus on est dans l'attente, plus le sentiment de ne pas avoir ce que l'on désire (ne pas fumer) va s'implanter fortement en soi. C'est comme une graine que l'on met en terre. Si on la déterre tous les jours pour voir si elle germe et pousse, elle ne pourra pas vivre et donner la plante qu'on désire. Tout au contraire, il est bon de rester dans la joie anticipée que cela est en train de se produire, qu'il s'opère en soi un travail positif de changement.

Voici un tout petit texte que je vous propose de dire tous les soirs avant de vous endormir :

« J'accepte avec joie de devenir de plus en plus libre vis-à-vis du tabac. Je plante cette idée dans mon subconscient, terrain fertile de création de vie nouvelle. Je me réjouis à l'avance du succès. »

Le matin en vous réveillant, vous pouvez aussi vous le répéter trois fois afin de bien arroser de foi la graine de liberté que vous êtes en train de faire pousser.

Lorsque vous avez envie de fumer, ne vous en inquiétez pas, ne vous culpabilisez pas. Acceptez-la en sachant qu'elle est en train de partir. L'envie du tabac est en train de préparer son départ, de faire ses valises. C'est tout comme un invité qui est chez soi et dont on ne désire plus la présence et qui prépare ses bagages.

Prenez le temps d'imaginer le bonheur de retrouver votre souffle et une maison qui sent bon. Uniquement ce sentiment de bonheur et de liberté.

Voici deux réponses que j'ai faites à la demande de savoir comment aider un proche qui fume

La première réponse :
« Vous aviez dit désirer faire ce travail pour votre maman. Vous pouvez utiliser les suggestions mais au lieu d'utiliser le « je » vous dites « elle ». Important, faites-le dans un respect du libre arbitre, sans rien désirer imposer.
De la même façon que le fumeur n'a pas à entrer en lutte, n'entrez pas en lutte avec la dépendance (jusqu'à l'instant présent) de votre maman. Détournez-en votre

attention, sereinement et surement.

Pensez à terminer chaque séance de suggestions par la répétition de « je t'aime ». Vis-à-vis de votre maman, pas le « je t'aime » de l'enfant pour sa mère, mais d'un humain pour un autre humain. Répétez ce « je t'aime » en vous connectant à la Présence en elle. Cela va, non seulement l'aider en ce qui concerne le tabac, mais dans tout ce qui concerne sa vie.

Puisque vous aimez les promenades dans les bois, durant celles-ci pensez que vous envoyez par la pensée, l'énergie du lieu à votre maman.

Deuxième réponse :

Comme il a été dit, agir dans le respect du libre-arbitre. Cela est important. Vous désirez le bien de votre fille et cela est normal. Commencez par accepter que votre fille soit là, pour faire ses expériences à elle. On ne peut prier pour quelqu'un en désirant imposer quoi que se soit. Et heureusement ! Si les parents pouvaient imposer aux enfants ce qu'ils pensent être bon, les enfants ne viendraient même plus s'incarner ici, car ne pouvant rien apprendre. Donc commencer par accepter le fait de son libre-arbitre.

Accepter le fait qu'elle fume et ne pas entrer en lutte. En luttant, on alimente ce contre quoi on lutte.

Ensuite militez pour ce que vous aimez. C'est-à-dire méditer en vous réjouissant pour votre fille de la voir, la ressentir, bien, heureuse et en bonne santé. Maintenir ce sentiment sans chercher pourquoi, comment, où ni quand.

Table des matières

Du même auteur

En formats papier et numérique

- L'Alchimie du Bonheur – Et si les Licornes existaient
- Le voyage de l'Alchimiste du Bonheur
- L'Oracle des Vortex (1ère et 2ème éditions)
- Hexonyum
- La Coupe de l'Abondance
- Le blog de l'optimiste
- Envole-toi par delà les mots
- Les Contes Fantastiques de Mili – Tome 1 Intemporabilité
- Vivre sa spiritualité au XXIème siècle
- Bon Jour – Prières Sereines

Coordonnées de l'auteur :

Mail

miliunivers@gmail.com

Forums

http://www.messagesrecus.com

http://www.lejardindureve.com

Chaine YouTube

http://www.youtube.com/user/Mili1321

Facebook

http://www.facebook.com/universmili

www.ingramcontent.com/pod-product-compliance
Lightning Source LLC
Chambersburg PA
CBHW070243290526
45789CB00004B/1737